Dr. Oumou DIAKITE

Terapia médica e nutricional da doença renal

Dr. Oumou DIAKITE

Terapia médica e nutricional da doença renal

ScienciaScripts

Imprint
Any brand names and product names mentioned in this book are subject to trademark, brand or patent protection and are trademarks or registered trademarks of their respective holders. The use of brand names, product names, common names, trade names, product descriptions etc. even without a particular marking in this work is in no way to be construed to mean that such names may be regarded as unrestricted in respect of trademark and brand protection legislation and could thus be used by anyone.

Cover image: www.ingimage.com

This book is a translation from the original published under ISBN 978-620-6-72593-0.

Publisher:
Sciencia Scripts
is a trademark of
Dodo Books Indian Ocean Ltd. and OmniScriptum S.R.L publishing group

120 High Road, East Finchley, London, N2 9ED, United Kingdom
Str. Armeneasca 28/1, office 1, Chisinau MD-2012, Republic of Moldova, Europe
Managing Directors: Ieva Konstantinova, Victoria Ursu
info@omniscriptum.com

Printed at: see last page
ISBN: 978-620-8-41027-8

Tebla de conteúdos

Terapia médica e nutricional da doença renal

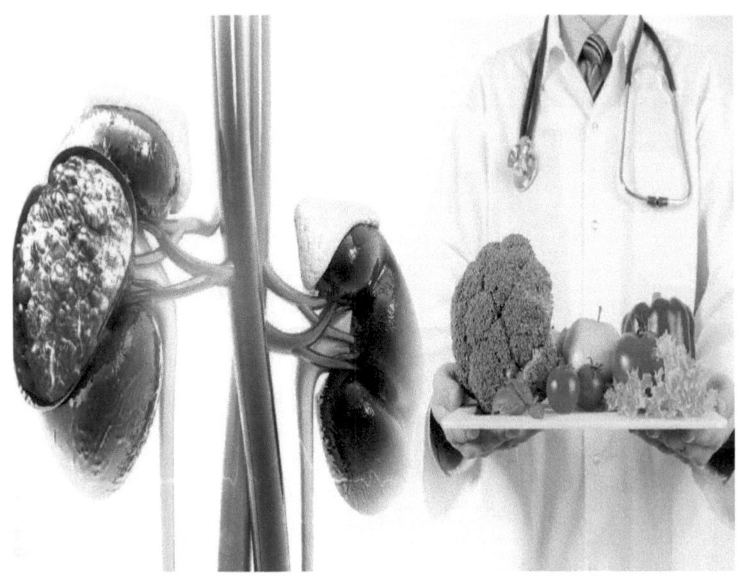

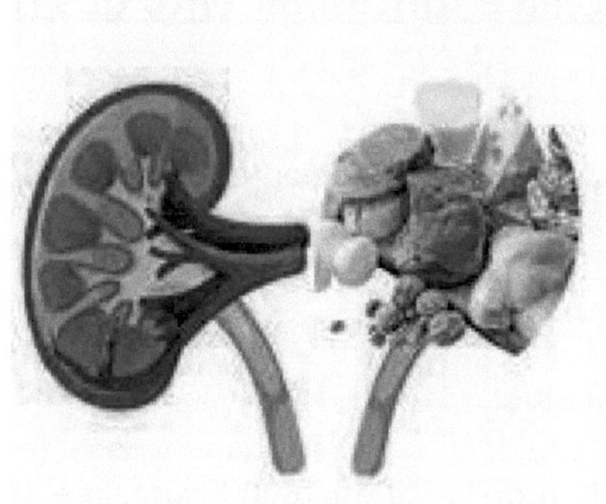

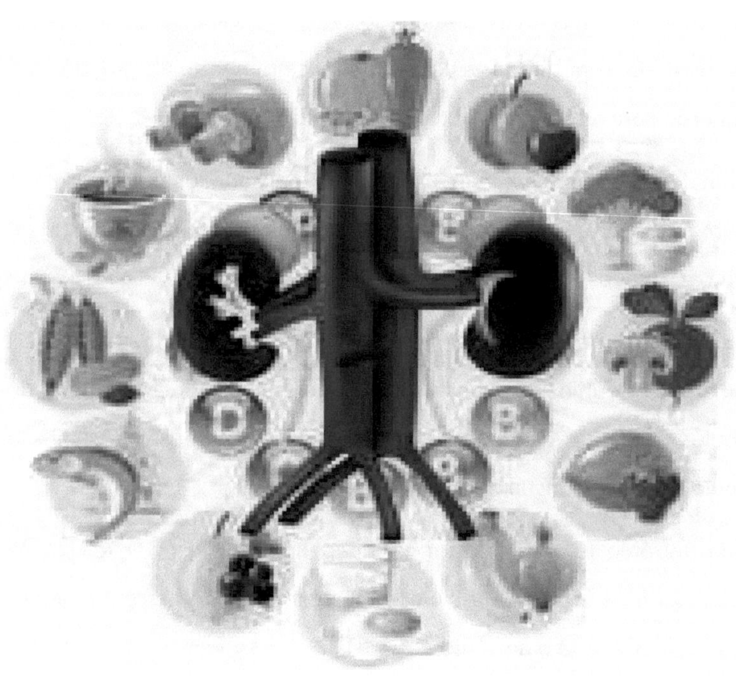

I- **Fisiologia e funcionamento dos rins:**

A principal função dos rins é manter o equilíbrio dos fluidos, dos electrólitos e dos solutos orgânicos. Esta função é realizada através da filtragem do sangue. O rim recebe 20% do débito cardíaco. Um adulto tem 5 litros de sangue.

O sangue filtrado é de cerca de 1600 litros/dia e 180 litros de líquido ultrafiltrante.

Os rins são em número de dois 2) e estão situados dorsalmente, na de trás abdómen, nas duas últimas costelas, de cada lado da coluna vertebral. O rim direito está situado ligeiramente abaixo do rim esquerdo para se adaptar à localização do fígado.

Alguns dos componentes segregados são reabsorvidos por transporte ativo. Isto leva a uma alteração do fluido ultrafiltrante (1,5 litros de urina excretados em média num dia).

A arquitetura de cada rim é maravilhosa e é composta por um (1) milhão de nefrónios que constituem o glomérulo ligado a uma série de túbulos, incluindo o túbulo contorcido proximal, a ansa de Henlé, o túbulo contorcido distal e o túbulo coletor.

Cada nefrónio funciona de forma independente e está envolvido na produção final urina. A destruição um segmento do nefrónio conduz lesão geral de todo o nefrónio.

O glomérulo renal é a estrutura proximal do nefrónio. Recebe o sangue da arteríola aferente e envia-o para o exterior através da arteríola eferente. Graças à sua pressão relativamente elevada, esta rede permite formação da urina primitiva, também designada por ultrafiltrado. Juntamente com as duas camadas da cápsula de Bowman, forma o corpúsculo de Malpighi.

A vasopressina, conhecida como hormona antidiurética (ADH), é segregada pelos núcleos magnocelulares da glândula pituitária posterior e regula água. Um excesso de água corporal relativa, indicado por uma baixa osmolaridade, leva a uma rápida cessação de todas as secreções de vasopressina.

A vasopressina é um oligopeptídeo formado pela união de 9 aminoácidos, incluindo cisteína, tirosina, glutamina, prolina, um grupo amina, fenilalanina, arginina, asparagina e um grupo carboxilo.

Tem uma certa influência sobre os sistemas cardiovascular e nervoso central, entre outros.

A homeostase do cálcio e do fósforo é mantida por interações complexas hormona paratiroideia (PTH); calcitonina; vitamina D ativa.

A calcitonina é uma hormona cuja função é reduzir os níveis de cálcio no sangue. É segregada em resposta hipercalcémia e tem pelo menos dois efeitos: Supressão da reabsorção tubular renal do cálcio. Por outras palavras, a calcitonina aumenta a excreção de cálcio na urina.

Os órgãos responsáveis pela manutenção da homeostasia são o intestino, os rins e o fígado.

ossos.

O papel dos rins inclui a produção da forma ativa da vitamina D 1,25-dihidroxicolecalciferol (1,25[OH] 2D3) e a eliminação do cálcio e do fósforo.

O cálcio absorvido a partir do intestino pela vitamina D ativa. A vitamina D ativa é necessária para a remodelação e manutenção dos ossos.

A vitamina D ativa anula igualmente a produção de PTH, responsável pela mobilização do cálcio dos ossos.

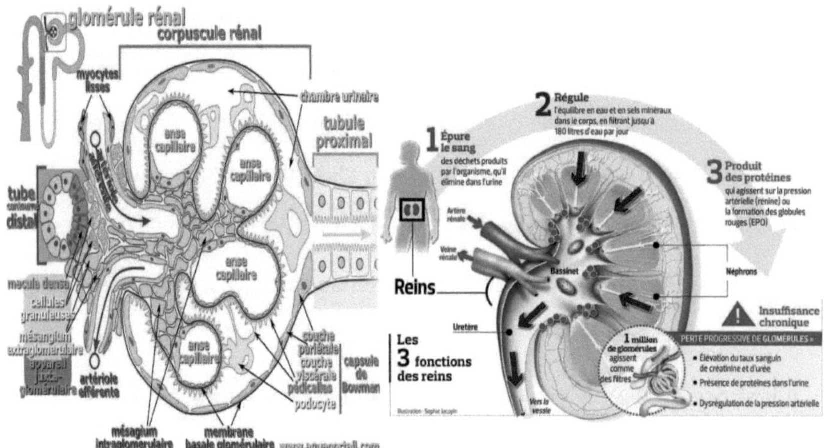

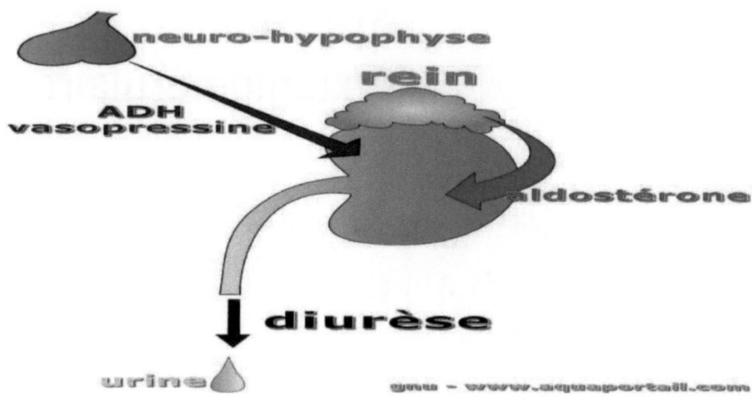

1-O aparelho justaglomerular :

O aparelho justaglomerular é uma associação funcional de células no interior do rim. É justaposto pelo glomérulo das partículas renais. Permite a regulação renal equilíbrio eletrolítico, bem como a programação sistemática regulação da pressão arterial.

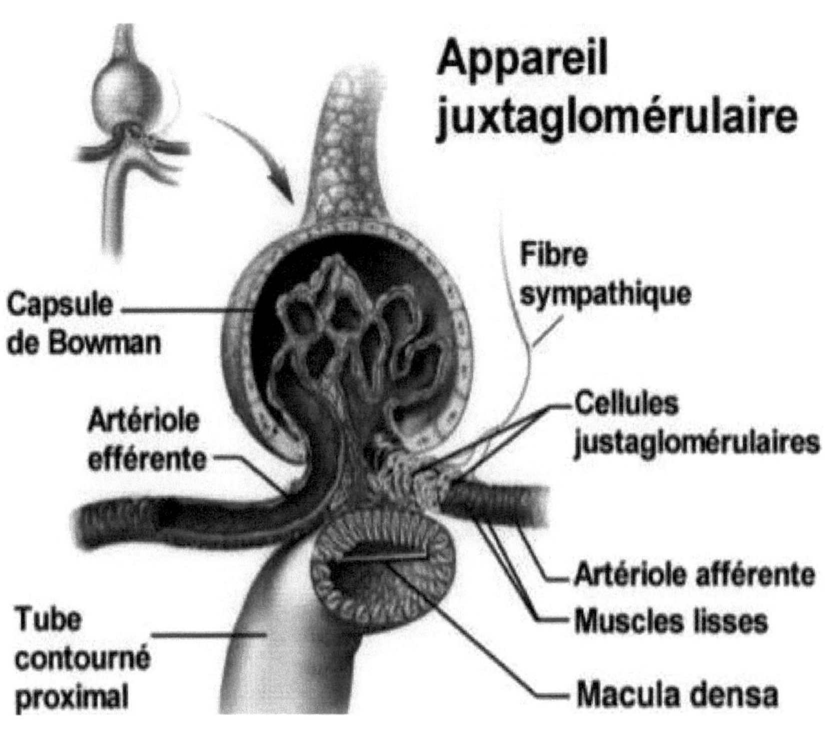
Appareil
juxtaglomérulaire
Fibre
sympathique
Capsule
de Bowman
Artériole
efférente
Cellules
justaglomérulaires
Artériole afférente
Muscles lisses
Tube
contourné
proximal
Macula densa

Consulta nutricional e dietética

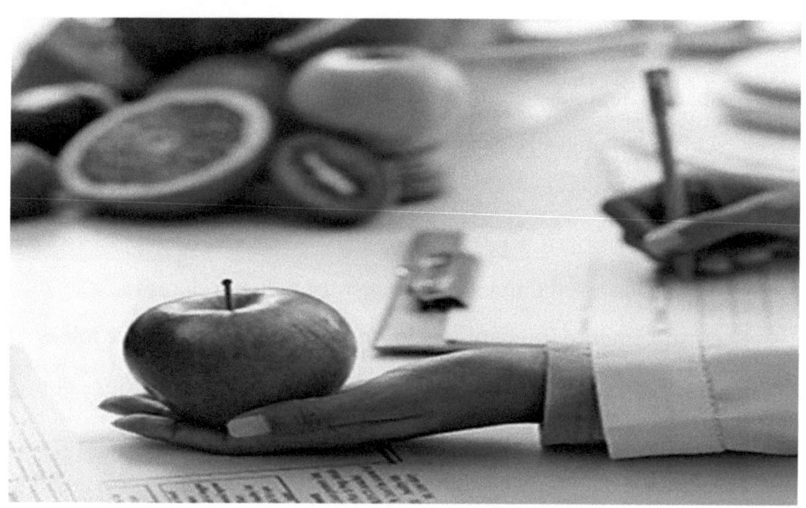

Consulta nutricional e dietética :

I- História:

Deve incluir o estado de saúde atual do doente e o seu diagnóstico.

As informações essenciais podem ser :

- ✓ a data do primeiro diagnóstico
- ✓ Formação anterior de acordo com o diagnóstico
- ✓ Os procedimentos de diagnóstico recentes falam de NPO (Nothing By mouth) com o doente em jejum.
- ✓ O estado dos dentes, dificuldades de mastigação ou de deglutição, sintomas trato gastrointestinal crónico (diarreia, obstipação, náuseas, vómitos).
- ✓ A história familiar relevante para a doença, o início da patologia e a idade do doente.
- ✓ História cirúrgica
- ✓ Variações nos múltiplos medicamentos e na sua duração.
- ✓ Os suplementos alimentares (nutrientes, infusões, raízes e folhas de árvores, nutrientes essenciais) e as suas utilizações, que podem ser crónicas ou por necessidade.
- ✓ Sintomas de alterações olfato e do paladar causadas por a utilização de medicamentos
- ✓ Informações pessoais do paciente (idade, sexo, identificação cultural e étnica, rendimento, estilo de vida, ocupação e capacidade de realizar actividades diárias).

II- Exame físico em nutrição :

Determinação estado nutricional através dos processos de ingestão, digestão, absorção, transporte e metabolismo. Identificar os sinais e sintomas associados à carência de nutrientes e à má nutrição deve ser o nosso objetivo.

Em 2010, o comité internacional desenvolveu uma abordagem etiologia baseada no diagnóstico da malnutrição em adultos no contexto da clínica.

Esta última pode ser encontrada em patologias agudas ou crónicas ou em feridas e pode estar ligada a uma etiologia de fome.

As 6 chaves abrir a porta do diagnóstico da malnutrição em
em adultos são :

1. Perda de peso
2. Ingestão insuficiente de energia
3. Perda de gordura corporal subcutânea
4. Perda de massa muscular
5. Acumulação de fluidos que pode mascarar a perda de peso
6. Uma redução do estado funcional (incapacidade actividades normais) do dia).

Avaliação nutricional

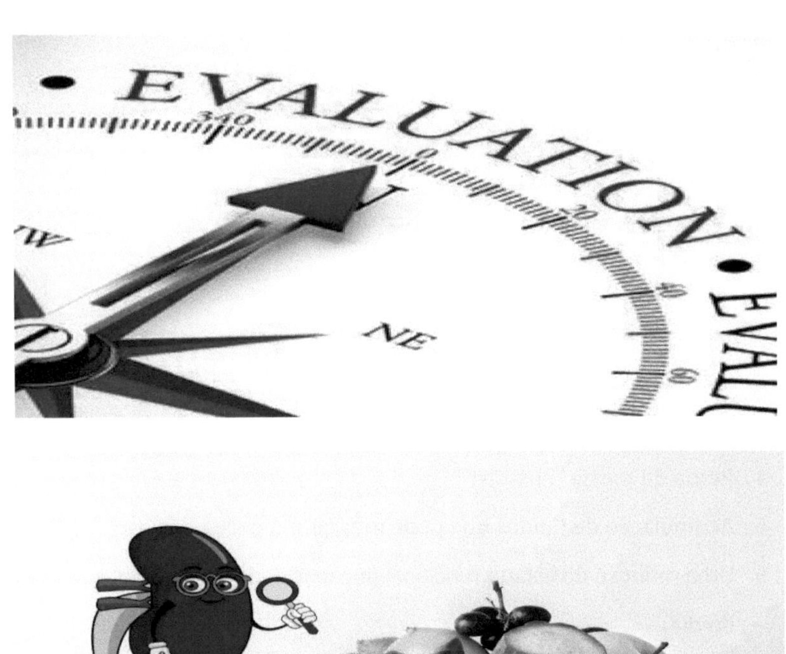

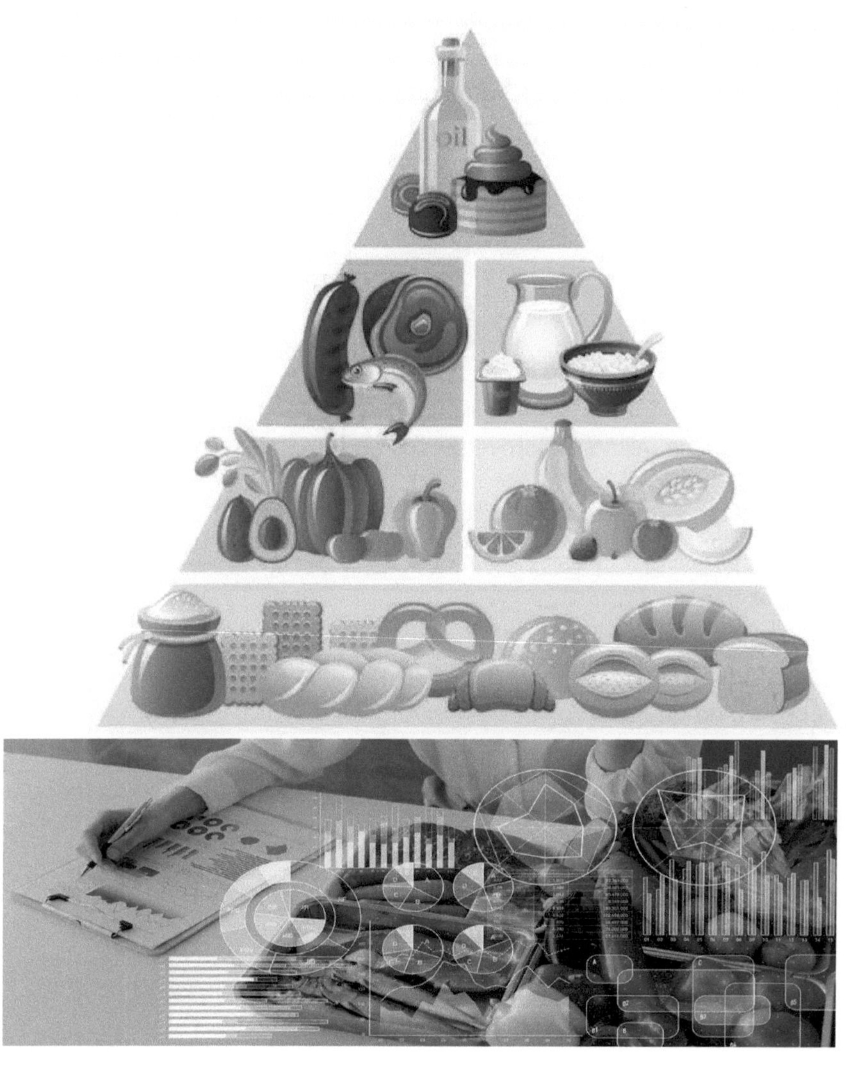
oil

Avaliação nutricional :

Nome do paciente :______Data de admissão :

Sexo : Data de nascimento : Nome do nutricionista :

Tamanho : Peso : Peso ideal : Peso recente/ganho de peso :

Etnia : ______ Religião :

Diagnóstico (físico e mental) :________________________

Plano de lanche :Alimentos provenientes de fontes externas :

Necessidade de dispositivos de autoajuda :Consumo:

Plano anterior :

Local onde se come: Sala de jantar :

Tabuleiro no quarto :

Apetite : Prescrição de dieta : _____ Data :

Suplementos alimentares ou vitamínicos :

Historial alimentar: Capacidade de mastigar e engolir :

Pele (em decúbito ou sujeita a degradação cutânea) :

Visão e audição : limitações físicas

Doença renal propriamente dita

I- O trato urinário inclui :

- Os rins, os órgãos emparelhados em forma de feijão que a urina
- , os canais evacuam a urina dos rins para a bexiga
- A bexiga, um órgão oco contém a urina até à micção
- A uretra, um canal ligado à bexiga que permite a saída da urina do corpo. A diferença entre homens e mulheres é demonstrada pela presença da próstata, o pénis nos homens e a vagina e a vulva nas mulheres.

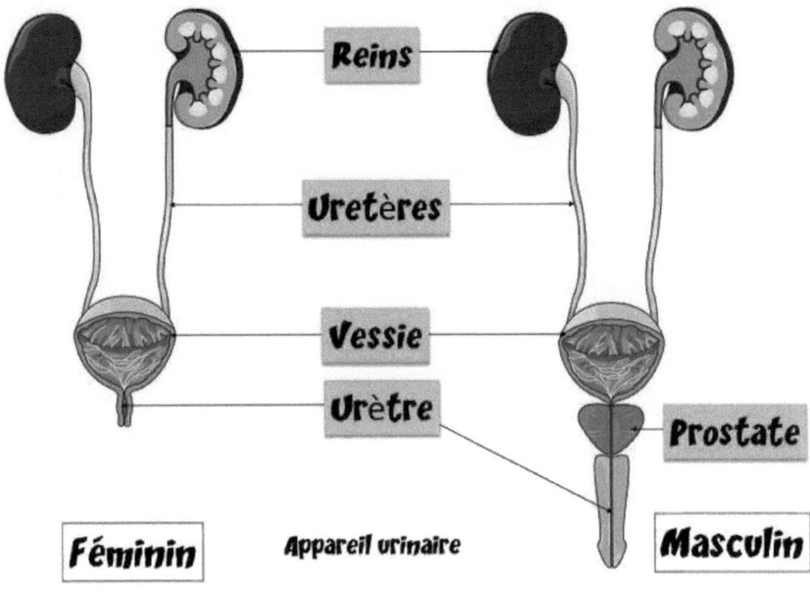

I- Patologias renais :

Podemos classificar as doenças renais de acordo com o seu grau de gravidade:

- Pedras nos rins
- Lesão renal aguda
- Doença renal crónica
- Doença renal em fase terminal

O desenvolvimento dos cuidados nutricionais está ligado ao tratamento das patologias

factores subjacentes.

A- Cálculos renais :

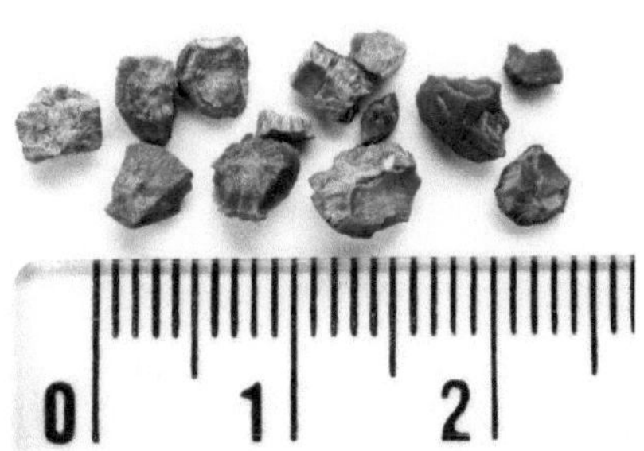

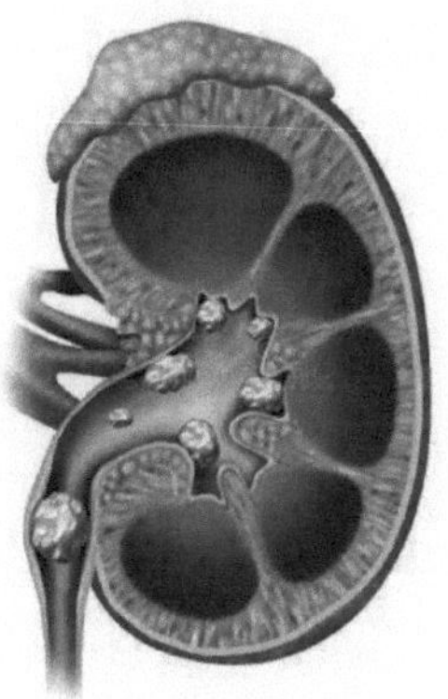

Um cálculo renal ou litíase urinária é uma concreção sólida que se forma nos rins. É composta por sais minerais e proteínas e pode medir mais de 2 cm. Os cálculos renais são frequentemente designados por "pedras nos rins".

" [1]

Um cálculo renal é um cristal pequeno e duro que se forma no rim. Pode ser invisível a olho nu ou ter mais de 2,5 cm de diâmetro. Por vezes, os cálculos renais permanecem nos rins e não causam sintomas. Por vezes, saem rins e deslocam-se para o trato urinário. [2]

Segundo o autor, um cálculo renal é definido pela presença de uma formação sólida, móvel ou não, de origem cálcica, ácido úrico e cistina, com um tamanho variável de 2,5 cm ou mais, que bloqueia o fluxo normal de urina.

- **Tipos de cálculos renais :**

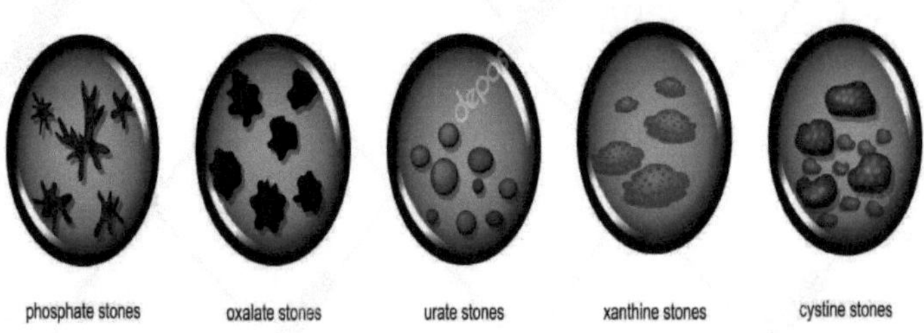

B- Lesão renal aguda :

A lesão renal aguda é um declínio rápido da função renal que ocorre durante um período de dias ou semanas, levando a uma acumulação de produtos azotados no sangue (anteriormente conhecida como uraemia) com ou sem uma redução da quantidade de urina produzida. [3]

É frequentemente o resultado de uma perfusão renal inadequada devido patologia médica, cirurgia ou traumatismo grave, mas é por vezes desencadeada por uma nefropatia intrínseca de progressão rápida.

Os primeiros sintomas náuseas, anorexia e vómitos. Podem também ocorrer convulsões e coma, reflectindo as consequências de um tratamento inadequado. Os desequilíbrios de fluidos e electrólitos e as perturbações do equilíbrio ácido-base desenvolvem-se rapidamente.

O diagnóstico é efectuado através de testes biológicos da função renal, incluindo os níveis de creatinina. Para determinar a causa, são necessários índices urinários, exame do sedimento urinárioimagiologia e outros exames (por vezes incluindo uma biopsia renal).

O tratamento incide as etiologias subjacentes com gestão do equilíbrio de fluidos e electrólitos, sendo por vezes necessária diálise.

C- <u>Doença renal crónica :</u>

A doença renal crónica (DRC) é o termo utilizado para descrever um declínio mais ou menos significativo da função renal, independentemente da sua causa. Os rins perdem a sua capacidade de filtrar corretamente o sangue do organismo de uma forma duradoura e irreversível.

A doença renal crónica é uma doença silenciosa e prolongada, com um curso progressivo e sem possibilidade de cura. [4]

O diagnóstico em ecografias, biópsias, análises ao sangue e à urina (essenciais para confirmar a deterioração da função renal). Os níveis de substâncias bioquímicas no sangue tornam-se geralmente anormais quando a perda da função renal atinge um determinado nível na doença renal crónica. Os níveis de ureia e de creatinina aumentam e o sangue torna-se moderadamente ácido. Os níveis de potássio aumentam e os níveis de cálcio e calcitriol diminuem. Os níveis de fosfato e de paratormona aumentam com a anemia.

D-Doença renal em fase terminal :

A doença renal em fase terminal é a fase final da insuficiência renal crónica. Os rins já não funcionam suficientemente bem para satisfazer as necessidades da vida quotidiana.

Os rins das pessoas doença renal em fase terminal funcionam a menos de 10% da sua capacidade normal, o que pode significar que funcionam mal ou não funcionam de todo. [5]

E- Cancro do rim:

Os sintomas do cancro do rim podem incluir :

- ✓ Hematúria: Presença de sangue na urina, que pode levar à formação de um hematoma.

  cor-de-rosa ou avermelhada.
- ✓ Dor no flanco ou na parte inferior das costas: dor persistente ou lancinante no lado do rim afetado.
- ✓ Massa palpável: Pode sentir uma massa ou caroço na zona dos rins.
- ✓ Cansaço inexplicável: cansaço persistente sem motivo aparente.
- ✓ de peso inexplicadade peso sem qualquer alteração na dieta ou atividade física.

- ✓ edema dos tornozelos ou das pernas.

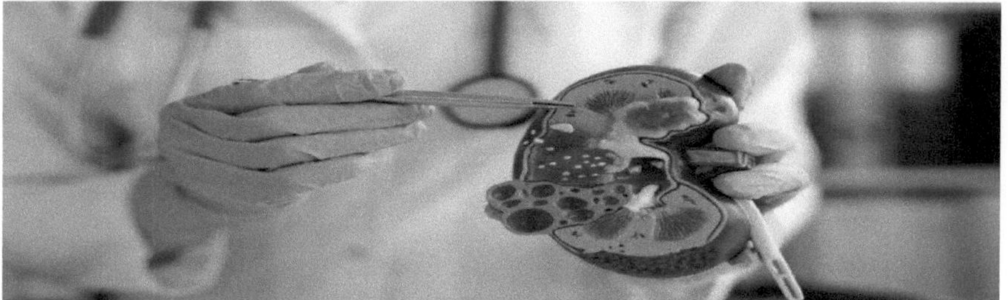

Tumores malignos (cancro):

- ✓ O carcinoma de células claras é o tipo mais comum.

- ✓ Afecta principalmente homens com compreendidas entre os 50 e os 70 anos. Quando se desenvolve numa idade jovem, procura-se uma mutação genética (mutação do gene VHL).

- ✓ Carcinoma papilar, frequentemente diagnosticado em doentes com insuficiência renal. As formas de alto grau podem ser de origem genética (mutação FH).

Carcinoma cromófobo: melhor prognóstico, mas frequentemente de grandes dimensões

Alguns tumores podem ser benignos (20% dos tumores renais):

- ✓ Oncocitoma
- ✓ Angiomiolipoma.

Quais são as fases do cancro do rim?

No estádio T1, o tumor renal mede um máximo de 7 cm de diâmetro. Está localizado no rim.

No estádio T2, o tumor mede mais de 7 cm de diâmetro, mas permanece localizado no rim. Não se espalhou para os gânglios linfáticos ou outros tecidos.

No estádio T3, o tumor afecta agora os principais vasos sanguíneos (veia renal e veia cava inferior). Pode também afetar os tecidos vizinhos ou os gânglios linfáticos.

No estádio T4, o tumor espalhou-se para fora do rim. Afecta a glândula suprarrenal, gânglios linfáticos distantes ou outros órgãos.

Os tumores são também classificados de acordo com o seu grau. Esta classificação é utilizada para avaliar a velocidade a que as células cancerosas se propagam. [6]

causas dos tumores malignos são: tabagismo; obesidade; hipertensão arterial; história familiar de cancro dos rins; tratamento de radioterapia. As mulheres tratadas com radioterapia para o cancro genital têm um risco ligeiramente superior; certas mutações genéticas, nomeadamente nos genes VHL, FH, MET e FLCN; tratamento prolongado de diálise.
Doença de Von Hippel-Lindau. As pessoas com esta doença hereditária correm um maior risco de desenvolver cancro do rim.

Diagnóstico: baseia-se numa TAC ou numa ressonância magnética do abdómen. Esta determina o tamanho do tumor renal. Identifica igualmente o estádio do cancro do rim (metastático, regional ou local).

Uma vez confirmado o diagnóstico, o doente é tratado por um cirurgião urológico. Na maioria dos casos de carcinoma de células renais, é efectuada uma cirurgia.

Este procedimento é utilizado para remover o tumor e confirmar o diagnóstico. Se tal não for possível, é efectuada uma biopsia. O tumor ou a amostra de tumor recolhida é analisada em laboratório. Isto permite determinar o tipo e o grau de cancro.

Em caso de cancro do rim metastático, são efectuados exames imagiológicos: TAC torácico, TAC óssea, TAC cerebral ou RMN. Estes exames procuram metástases nos pulmões, nos ossos e no cérebro.

O tratamento do cancro do rim depende do estádio e do estado de saúde do doente. A cirurgia é o tratamento de primeira linha maioria dos cancros do rim, independentemente do seu estádio. Pode tratar-se de uma nefrectomia parcial ou total (remoção da parte afetada do rim ou de todo o rim). Os gânglios linfáticos ou a glândula suprarrenal também podem ser removidos. São preferidas as abordagens minimamente invasivas (laparoscopia e cirurgia assistida por robot

O oncologista pode recomendar a radioterapia se a doença tiver metastizado. A radioterapia é utilizada principalmente para aliviar os sintomas do cancro do rim, nomeadamente a dor. As terapias dirigidas são utilizadas para bloquear o desenvolvimento das células cancerosas. É administrada se a cirurgia não for possível, ou como tratamento adjuvante (após a cirurgia). Neste caso, reduz o risco de recidiva. O objetivo da imunoterapia estimular o sistema imunitário a destruir as células cancerosas por si próprio. A quimioterapia é raramente utilizada no cancro do rim.

É importante cumprir **o acompanhamento médico** após o tratamento do cancro do rim. Isto assegura que qualquer recidiva possa ser tratada rapidamente. O acompanhamento inclui geralmente exames clínicos e imagiológicos e análises ao sangue. O acompanhamento prolonga-se por vários anos.

Este artigo médico foi revisto e validado por um médico especialista em oncologia de um estabelecimento ELSAN, um dos principais grupos hospitalares privados em França. Tem um carácter meramente informativo e não substitui de forma alguma a opinião do seu médico, que é a única pessoa habilitada a fazer um diagnóstico.

Para estabelecer um diagnóstico médico preciso para a sua situação pessoal, ou para saber mais sobre o seu estado, lembramos que é essencial contactar e consultar um médico.

Nutrição terapêutica e rins

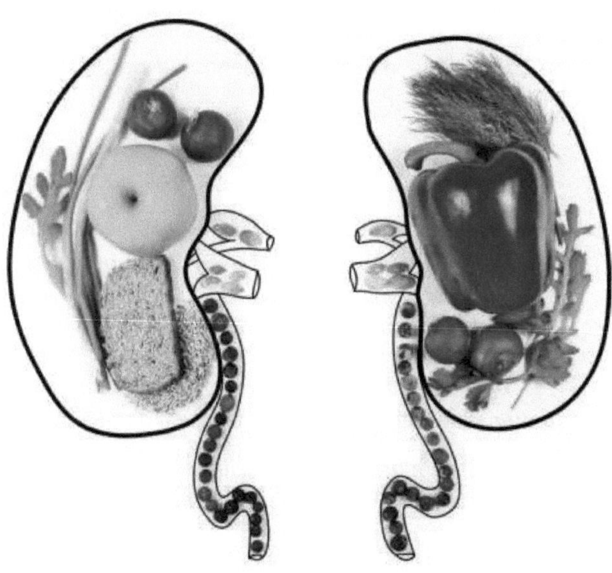

O que comemos desempenha um papel muito importante na saúde dos nossos rins, nomeadamente no tratamento da insuficiência renal crónica e de outras doenças renais.

A criação de um plano nutricional diário deve ser primordial. Este plano depende de uma série de factores e vai garantir que os doentes com doença renal tenham uma vida plena e saudável. A função renal ser avaliada durante as consultas e a dieta deve ser adaptada de acordo com o grau de gravidade da doença renal.

A necessidade de alterações na dieta dependerá, portanto, das análises ao sangue.

O regime alimentar em questão permitirá satisfazer as necessidades nutricionais; preservar os rins reduzindo a sua função; controlar a acumulação de resíduos alimentares (ureia no sangue); reduzir os sintomas (cansaçonáuseas, comichão e mau gosto na boca).

Controlo dos nutrientes para minimizar os sintomas da doença renal e estabilizar a tensão arterial com uma saúde excelente:

PROTEÍNAS: formam, reparam e mantêm os tecidos do corpo. Combatem as infecções e ajudam as feridas a sarar. À medida que o corpo decompõe os alimentos proteicos, forma-se ureia. A não eliminação da ureia faz com que os rins funcionem a dobrar, provocando fadiga, náuseas, dores de cabeça e um mau sabor na boca. O consumo de proteínas é, por conseguinte, um excelente remédio para o tratamento dos rins. As proteínas encontram-se no leite, ovos, legumes, frutos secos, peixe, aves e carne magra.

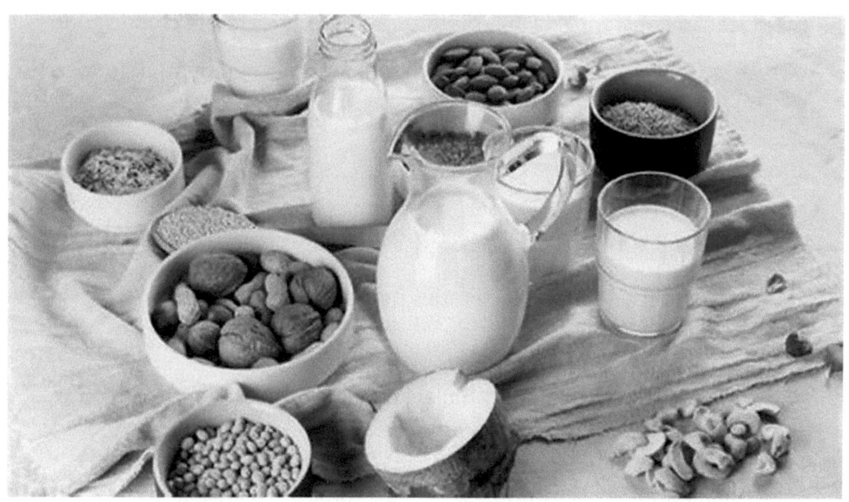

SÓDIO

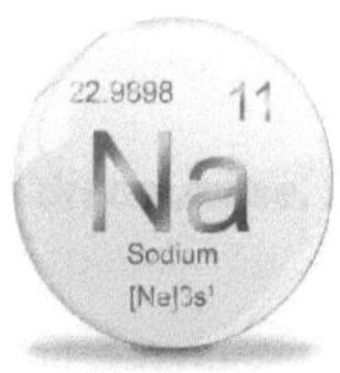

O que comemos tem um efeito direto nos nossos rins. A sua dieta é, portanto, uma parte muito importante do seu plano de tratamento para a doença renal crónica. As suas necessidades dietéticas são únicas e dependem de muitos factores, incluindo a sua função renal atual, os seus outros problemas de saúde (diabetes, hipertensão, etc.), os seus medicamentos, o seu peso e o seu estado geral de saúde.

A criação de um plano nutricional diário que tenha em conta todos estes factores ajudá-lo-á a sentir-se bem consigo próprio, e a modificação constante da sua dieta terá um excelente efeito na saúde dos seus rins. Devem ser efectuadas análises sanguíneas a todo o momento para garantir que o regime está a progredir sem problemas. Uma dieta adequada para os rins pode:

- satisfazer as suas necessidades nutricionais;
- preservar os rins, reduzindo a sua carga de trabalho;
- ajudam a controlar a acumulação de resíduos alimentares, como a ureia, no sangue;
- minimizar os sintomas, tais como a fadiga, as náuseas a comichão e o mau gosto na boca.

À medida que a função renal se deteriora, o organismo torna-se menos capaz de eliminar o excesso de sódio do sangue. Este sódio pode aumentar a tensão arterial e causar inchaço nos tornozelos e nas pernas. As pessoas doença renal crónica devem geralmente limitar a ingestão de sal a menos de 2000 mg por dia (uma colher de chá de sal contém 2300 mg de sódio). A melhor solução é substituir os alimentos processados por alimentos caseiros, para que possa controlar a quantidade de sal que ingere. Os alimentos processados, como carnes frias, snacks, fast food, vegetais enlatados, queijo, pickles e condimentos, têm todos sal adicionado. Até o pão e outros produtos de pastelaria contêm frequentemente sal. Por isso, não se esqueça de ler os rótulos dos alimentos. Quando cozinhar em casa, usar pimenta, cebola, alho, lima, limão ou vinagre para temperar a comida.

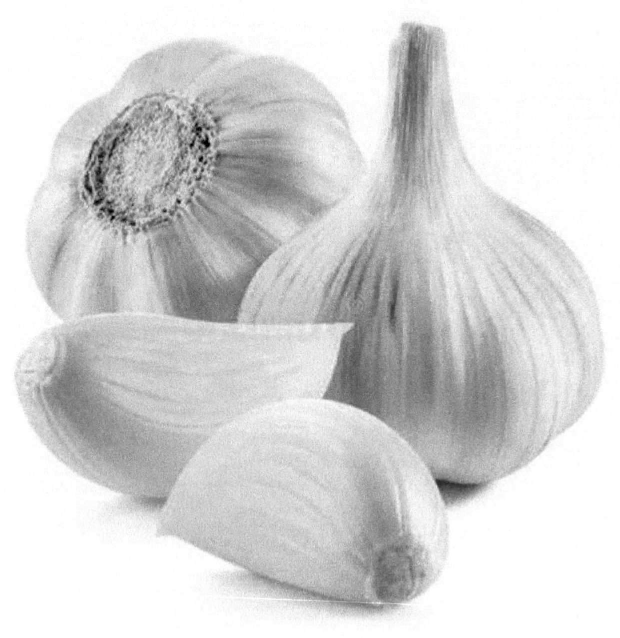

FÓSFORO (FOSFATO)

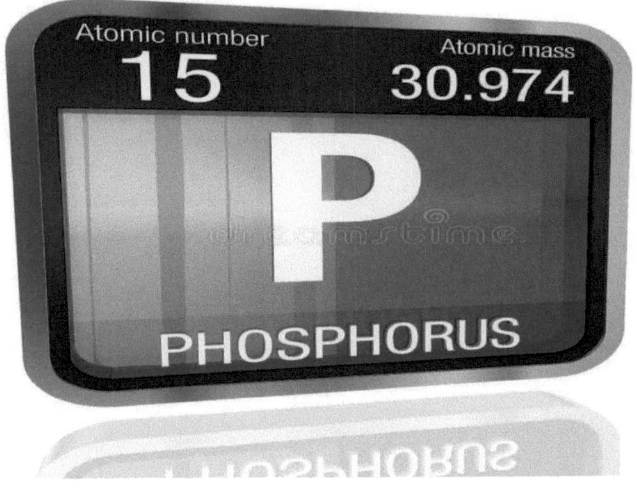

O fósforo é um mineral que mantém os ossos fortes e saudáveis. No entanto, demasiado fósforo pode causar comichão ou dores nas articulações. Quando os rins começam a , o nível de fosfato no sangue aumenta. Nesta fase, pode ser necessário limitar os alimentos que contêm fósforo, especialmente aqueles a que são adicionados fosfatos para prolongar o prazo de validade ou melhorar o sabor. O nutricionista irá assegurar que os fosfatos são limitados e que os doentes recebem os outros nutrientes de que necessitam para se manterem saudáveis. O seu médico pode também prescrever ligantes de fosfato (estes medicamentos, frequentemente à base de cálcio, ligam-se ao fosfato dos alimentos que ingere). Estes medicamentos ligam-se ao fósforo no intestino e o fósforo passa para as fezes.

Um diagnóstico de doença renal crónica não significa necessariamente que tenha de seguir uma dieta monótona ou sem graça. O plano nutricional diário que desenvolve com o seu dietista pode incluir todo o tipo de alimentos frescos e deliciosos. Não hesite em falar com o seu dietista e aproveite a Cuisine et santé rénale para dar mais variedade às suas refeições. Bom apetite!

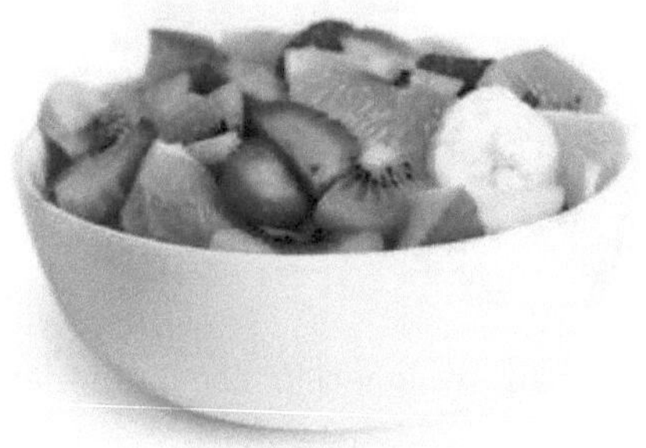

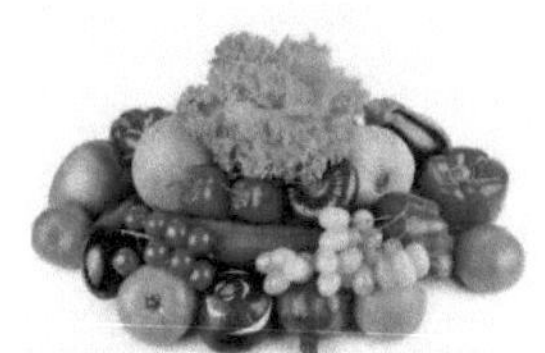

Foram efectuados estudos sensíveis que descrevem em pormenor as relações relevantes entre uma dieta saudável e rins saudáveis.

Frutas e legumes

Estudos demonstram que uma alimentação à base de plantas é benéfica para a saúde renal. Os doentes que sofrem de insuficiência renal crónica e que modificam a sua alimentação para reduzir a sua carga ácida (aumentando o consumo de frutas e legumes) vêem acidose metabólica melhorar e a progressão da sua doença renal ser retardada. O aumento do consumo de frutas e legumes melhora, portanto, a acidose metabólica e as lesões renais na mesma medida que a toma de um suplemento oral de bicarbonato de sódio.

7 aliments qui nettoient naturellement les reins

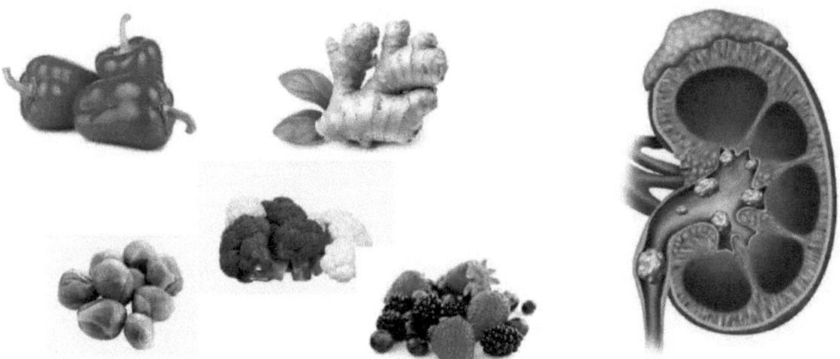

O stress oxidativo é cada vez mais reconhecido como um fator importante no aparecimento e na progressão doença renal crónica. A alimentação pode fornecer antioxidantes, nomeadamente através da fruta e dos legumes, para combater os danos causados pelos radicais livres.

Entre os antioxidantes que se encontram nos vegetais, o sulforafano encontra-se nos repolhos: brócolos, couve-flor, , couve-de-bruxelas, etc. As couves reduzem os danos nos órgãos afectados pelas complicações da diabetes de tipo 2, como o fígado e os rins. No entanto, alguns repolhos, como as couves-de-bruxelas, são também ricos em potássio, cuja excreção é prejudicada nos casos de insuficiência renal crónica avançada; os pacientes são frequentemente aconselhados a limitar o seu consumo para evitar uma hipercalemia potencialmente fatal.

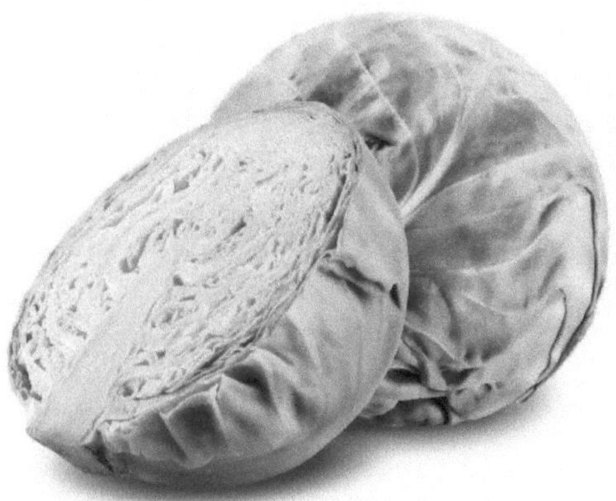

Tal como a vitamina C, os polifenóis parte dos antioxidantes naturais presentes nos vegetais. Encontram-se em grande quantidade nos frutos vermelhos, nas uvas pretas, nos morangos, nos mirtilos, nas framboesas, etc. Entre os frutos, as bagas (mirtilos silvestres, amoras, mirtilos, framboesas, morangos) e as romãs são os que têm maior atividade antioxidante.

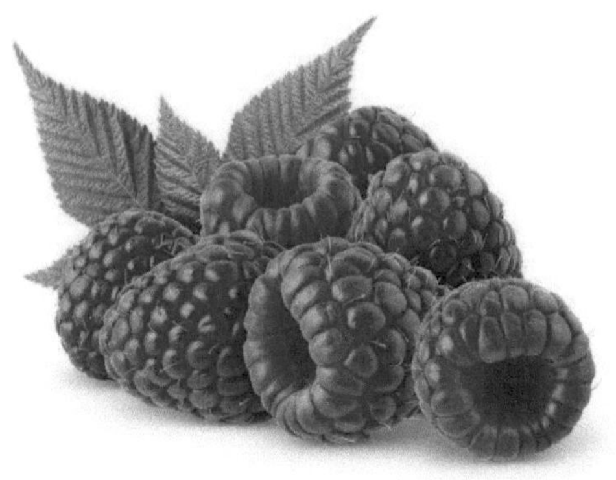

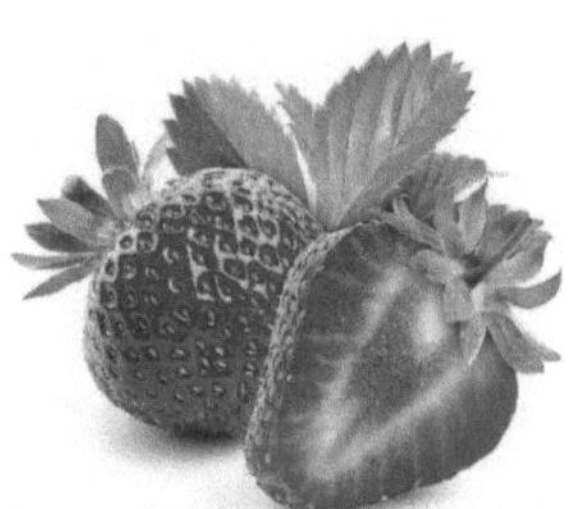

O azeite é também rico em antioxidantes.

Contra as infecções do trato urinário: arando

Os arandos contêm proantocianidinas, moléculas que inibem a adesão da bactéria Escherichia coli às células uroteliais que revestem a bexiga. Uma revisão Cochrane confirma que os produtos que contêm arando ajudam a prevenir as infecções do trato urinário. Segundo os seus autores, o sumo de arando e os suplementos à base de arando reduzem o risco infecções urinárias recorrentes em mais de um quarto mulheres, em mais de metade nas crianças e em cerca de 53% nas pessoas com tendência para

infecções do trato urinário após procedimentos médicos.

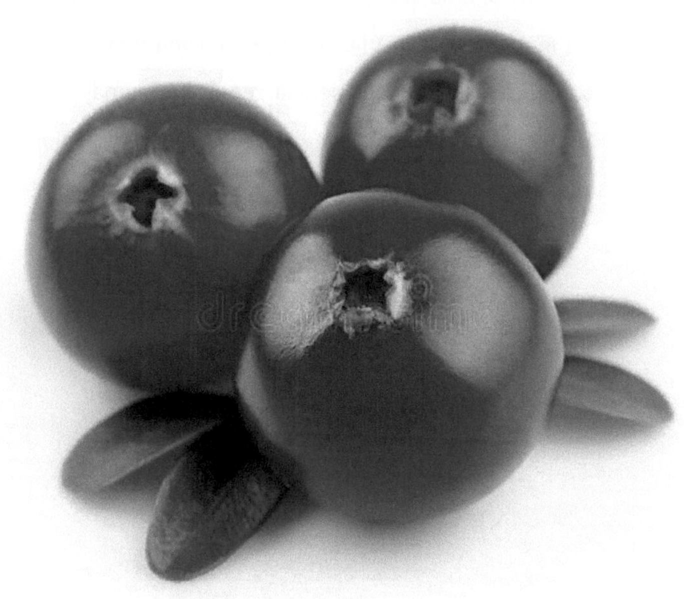

Consumo moderado de proteínas

Em caso de insuficiência renal, é geralmente aconselhável limitar o consumo de proteínas, uma vez que estas são convertidas em ureia, que pode acumular-se no sangue se o organismo tiver dificuldade em eliminá-la. Num estudo realizado com 1594 pacientes que sofriam de doença renal, os investigadores observaram que quanto menor era o consumo inicial de proteínas, mais lenta era a evolução da doença. No entanto, também não se deve reduzir demasiado o consumo de proteínas, pois os autores consideram perigoso descer abaixo dos 0,6 g/kg por dia.

Pouco sal

Uma dieta saudável para os rins também evita os excessos de sódio (sal), potássio e fósforo, uma vez que os níveis sanguíneos de fósforo e potássio podem aumentar na insuficiência renal. Uma dieta pobre em sal limita as complicações da insuficiência renal. Em suma, deve ser evitada uma dieta ocidental típica, rica em sal, proteínas animais e pobre em fruta e legumes.

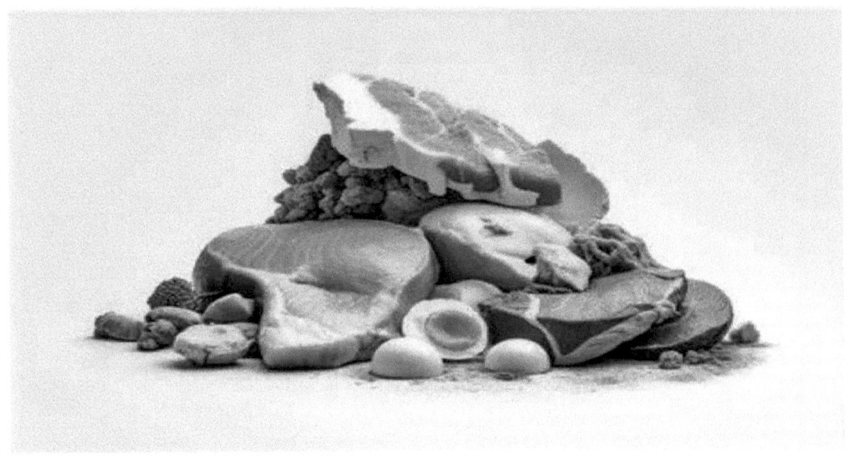

O Hospital Universitário de Montpellier publicou uma brochura com conselhos dietéticos para proteger os rins. O serviço de nefrologia recomenda que os pacientes não excedam 6 g de sal por dia (ou 2,4 g de sódio). Relativamente ao fósforo, a Anses fixou a referência nutricional em 550 mg por dia para os adultos e 3,5 g para o potássio.

Devo escolher alimentos com baixo teor de potássio?

Tradicionalmente, as dietas para doenças renais eram pobres em potássio. Mas, em 2022, investigadores da Universidade de Nova Iorque afirmam que "esta recomendação baseava-se em investigação desactualizada e em suposições frequentemente erradas que não reflectem os dados actuais". De facto, os estudos realizados nas últimas décadas mostram que os pacientes insuficiência renal não beneficiam de uma restrição de alimentos vegetais. "De uma forma geral, não existe correlação entre o potássio dietético e o potássio sérico", afirmam os investigadores, "e pensamos que isso se deve aos efeitos das fibras na absorção do potássio pelo cólon, ao efeito alcalinizante dos frutos e legumes na acidose metabólica e à biodisponibilidade do potássio dietético nos alimentos vegetais". Em última análise, segundo eles, as recomendações dietéticas para a saúde renal deveriam ser ilimitadas no que diz respeito ao potássio dietético contido nos alimentos vegetais (10).

Embora o potássio não deva ser tomado em excesso, não deve ser tomado em falta, uma vez que limita a tensão arterial e é alcalinizante, evitando assim a formação de cálculos renais. Os cálculos renais são provocados pela cristalização de sais minerais e ácidos presentes em concentrações excessivas na urina. Nas instruções de utilização de Potassium, o Dr. Philippe Veroli explica: "O aumento do consumo de potássio na alimentação reduz a excreção urinária de cálcio e melhora o equilíbrio do cálcio. É assim que uma ingestão elevada de potássio reduz o risco de cálculos renais de cálcio. A carga ácida da dieta é o principal fator de risco para os cálculos renais (11). Uma alimentação alcalinizante, com um índice PRAL negativo, é portanto melhor para a saúde renal.

Segue-se um vídeo de apresentação da aplicação Reinbow, criada por Sandra Gressard, dietista-nutricionista e autora de Bye Bye Pedras nos

Rins.

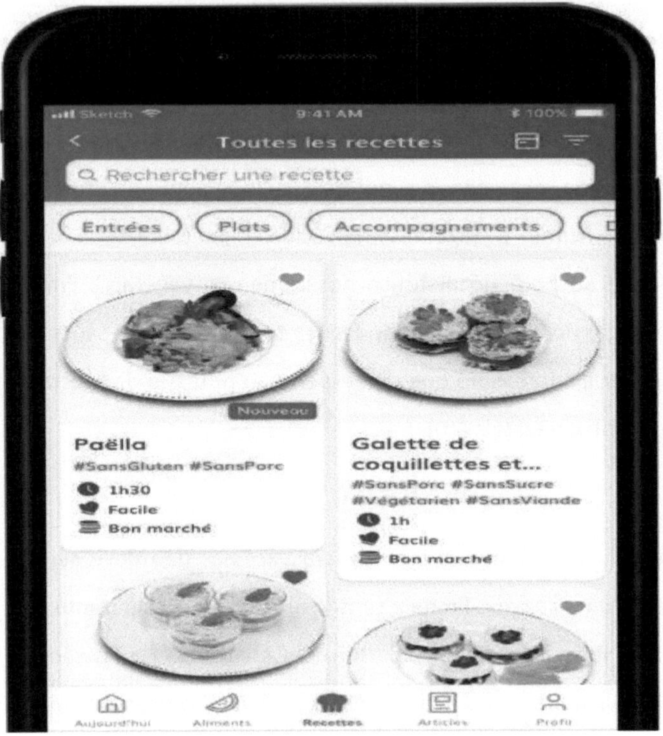

Plantas aromáticas, alho e especiarias para temperar os seus pratos

Para realçar o sabor dos pratos, utilize especiarias e ervas aromáticas, que são geralmente alimentos antioxidantes. O alho é também uma boa opção. Num estudo, os extractos de alho protegeram o fígado e os rins dos efeitos nocivos do tabaco.

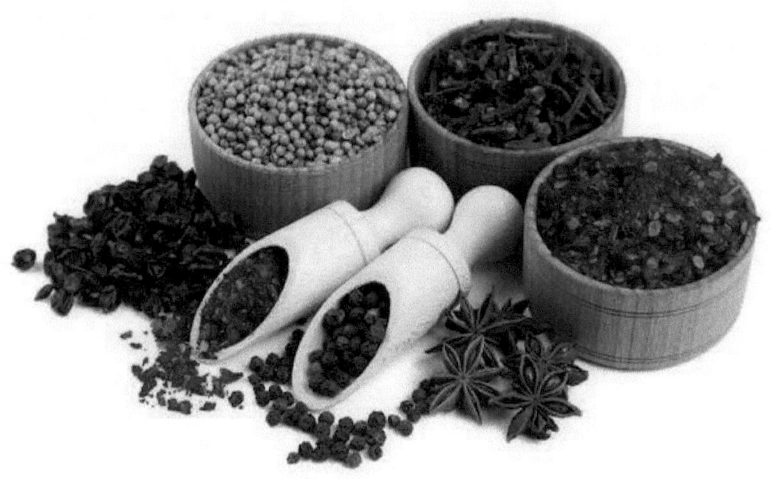

Entre as especiarias, o gengibre, em particular, parece proteger os rins. Numa análise publicada em 2022, investigadores iranianos constataram que o gengibre reduzia os níveis de creatinina sérica e as lesões renais dos diabéticos em animais (13). Os autores concluem que "o gengibre poderia melhorar os índices glicémicos, o perfil lipídico, determinados marcadores inflamatórios, o stress oxidativo e as lesões patológicas na doença renal diabética".

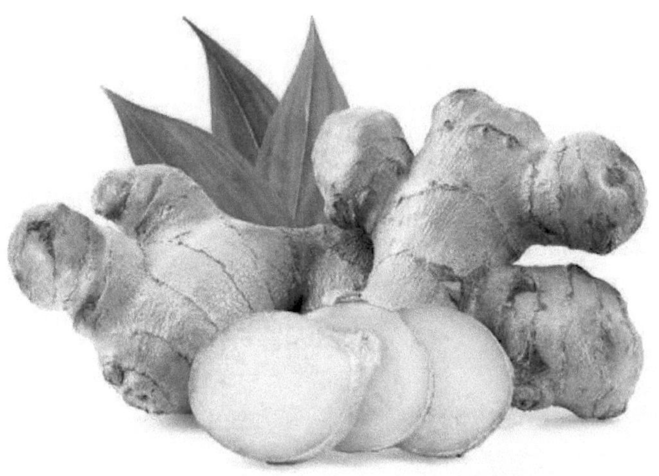

Água

Todos os dias, o corpo necessita de cerca de 1,5 litros de água. Esta quantidade de água pode variar no verão ou em função da condição física: "para evitar a desidratação, é necessário aumentar a ingestão de água no tempo quente, durante a atividade física intensa (desporto) ou quando se tem diarreia", explica o Hospital Universitário de Montpellier.

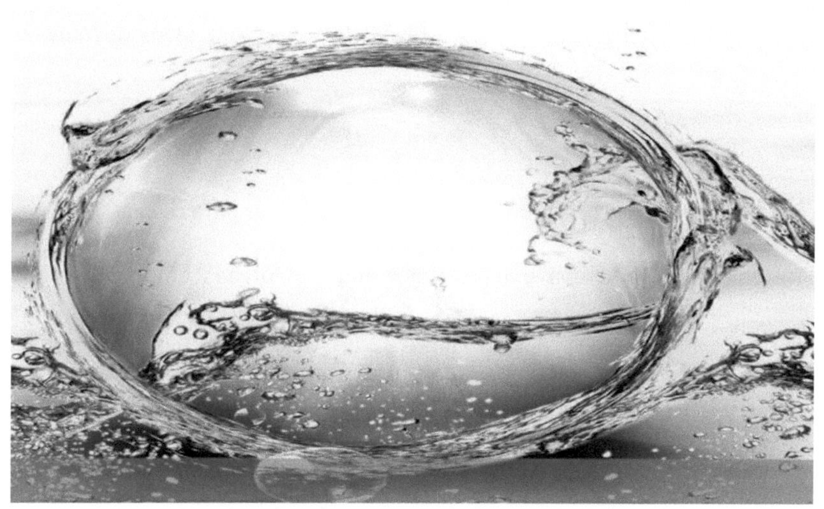

As águas mais alcalinas são as que fornecem mais bicarbonatos e, na maioria das vezes, são as águas com gás. Se beber água com gás, verifique se não é demasiado salgada e escolha uma água com menos de 50 mg de sódio por litro, como a Salvetat® ou a San Pellegrino®.

O chá ou o café são maus para os rins?
O chá e o café fornecem antioxidantes. No entanto, não é aconselhável beber demasiado café. Um estudo recente das Universidades de Toronto (Canadá) e de Pádua (Itália) salientou os riscos para os rins decorrentes do consumo de três ou mais chávenas de café por dia em pessoas que têm dificuldade em metabolizar a cafeína.

Como explica a Dra. Tamara Hew-Butler, especialista em equilíbrio hídrico, "enquanto o álcool tem propriedades diuréticas - o etanol actua diretamente nos rins para aumentar a quantidade de urina produzida - as bebidas com cafeína, como o chá e o café, não aumentam a perda de líquidos através da urina para além do que contêm".

Desintoxicação dos rins: qual é o melhor chá de ervas para os rins?

Tal como o fígado e a pele, o rim é um dos órgãos emunctórios, responsável pela eliminação dos resíduos. Em fitoterapia, o borne de tília é geralmente recomendado para drenar os rins. Pode ser combinado com as flores de urze, que são diuréticas, anti-sépticas urinárias e anti-inflamatórias, e com as flores de goldenrod. A uva-ursina é igualmente recomendada para as infecções das vias urinárias. [7]

O Hospital

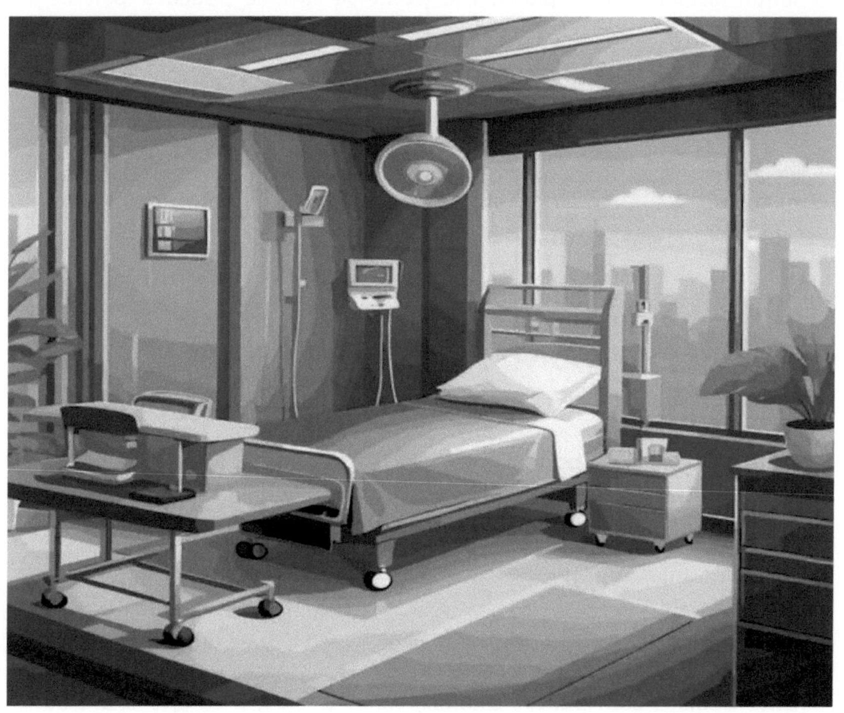

Durante o tratamento, alguns dias podem ser melhores do que outros para o seu apetite. As refeições grandes podem parecer demasiado pesadas ou pouco apetitosas. Isto pode acontecer se o seu apetite diminuir (tem menos vontade de comer do que o habitual) ou se se sentir saciado mais rapidamente (sente-se saciado pouco depois de começar a comer).

Eis algumas sugestões para o ajudar a tirar o máximo partido das suas refeições.

Coma quantidades mais pequenas, mas com maior frequência. Por exemplo, faça 6 a 8 refeições por dia em vez de 3 refeições grandes.

Coma de poucas em poucas horas. Não espere até ter fome.

Sirva-se de pequenas porções em pratos de sobremesa em vez de pratos normais.

Beber chocolate quente, sumos de fruta e néctares altamente calóricos.

Evite bebidas com poucas calorias, como a água, o café, o chá e as bebidas dietéticas. Para preparar os seus batidos e bebidas à base de leite, consulte a secção "Receitas".

Certifique-se de que tem sempre os seus lanches favoritos em casa, em viagem e no trabalho.

Coma os seus alimentos preferidos em qualquer altura do dia. Por exemplo, tome o pequeno-almoço (como torradas ou ovos) ao almoço ou ao jantar.

Para os tornar mais apetitosos, incorpore diferentes cores e texturas nas suas refeições.

Para tornar as suas refeições mais agradáveis, aprecie-as com os seus entes queridos num local que não seja demasiado longe.

tranquilo e relaxante.

Preparar alimentos que cheirem bem, como pastelaria ou pão fresco.

Dicas para aumentar a ingestão de proteínas na sua dieta

Para funcionar corretamente, o seu corpo necessita de um equilíbrio entre calorias e proteínas. O seu médico ou nutricionista pode pedir-lhe aumente temporariamente a sua ingestão de proteínas. Se foi operado recentemente ou tem cicatrizes, a ingestão de mais proteínas ajudá-lo-á a sarar. Seguem-se algumas sugestões o ajudar a aumentar a sua ingestão de proteínas.

Prefira alimentos ricos em proteínas, frango, peixe, carne de porco, carne de vaca, borrego, ovos, leite, queijo, feijão, nozes, manteigas vegetais e produtos de soja.

Beba leite condensado e utilize-o em receitas em vez de leite ou água, por exemplo, em bolos instantâneos, cacau, omeletes e massa de panquecas. Para fazer leite condensado, misture 1 envelope (cerca de 1 chávena) de leite em pó sem gordura e 1 litro de leite gordo num liquidificador. Depois guarde no frigorífico.

Utilize leite condensado ou suplementos alimentares prontos a beber (por exemplo, Ensure®) nos seus cereais quentes ou frios.

Adicione queijo e carne cozinhada cortada em cubos às suas omeletas ou quiches.

Adicione proteína em pó sem sabor a sopas cremosas, purés de batata, batidos e guisados.

Barrar as tostas com queijo ou manteiga de sementes oleaginosas (manteiga de amendoim, manteiga de caju, manteiga de amêndoa, etc.).

Cubra as maçãs, as bananas ou o aipo com manteiga de

nozes. Experimente fatias de maçã cobertas com queijo e

mel.

Adicione manteiga de nozes aos seus batidos ou smoothies. Mordisque nozes, sementes de abóbora ou sementes de girassol.

Adicione nozes e sementes a pães, muffins, panquecas, biscoitos e waffles.

Experimente o húmus em pão pita. Utilize o húmus para barrar em sanduíches ou adicione uma colherada a saladas.

Adicione carnes cozinhadas a sopas, guisados e saladas.

Polvilhe os cereais, as caçarolas e os iogurtes com gérmen de trigo, amendoins, sementes de chia ou sementes de linhaça moídas.

Escolha iogurte grego em vez de iogurte normal.

Coma sobremesas feitas com ovos, como o bolo inglês, pudins, cremes e cheesecakes.

Ponha mais ovos ou claras de ovo nos seus cremes, pudins, quiches, massa de panquecas, rabanadas, ovos mexidos ou omeletes.

Adicione queijo ralado a molhos, legumes e sopas. Também pode adicioná-lo a batatas cozidas ou puré de batatacaçarolas e saladas.

Adicione queijo fresco ou ricotta a guisados e caçarolas.

massas ou ovos.

Coloque queijo derretido nos hambúrgueres e nas costeletas panadas.

Salpique as suas saladas com grão-de-bico, feijão-frade, tofu e ovos

cozidos,

frutos secos, sementes e carne ou peixe .

Utilizar de ossos pasteurizado para sopas e guisados.

Conselhos para aumentar as calorias da sua dieta

Aqui estão algumas sugestões para o ajudar a ingerir mais calorias. Podem parecer ao já sabe sobre alimentação saudável. Mas, durante o tratamento e durante a recuperação, o mais importante é ingerir calorias e proteínas suficientes.

Evite alimentos e bebidas com rótulos de "baixo teor de gordura", "sem gordura" ou "dieta". Por exemplo, escolha leite gordo em vez de leite magro.

snacks feitos de frutos secos, nozes ou sementes. Adicione-os aos seus cereais, gelados ou saladas.

Beber néctares de fruta ou batidos.

Adicione manteiga, manteiga clarificada ou óleos quando comer , arroz e massas. Faça o mesmo com os legumes cozinhados, as sandes, as tostas e os cereais.

Adicione queijo para barrar ou manteiga oleaginosa às suas torradas, fatias de pão ou legumes.

Barre as suas bolachas de aperitivo com queijo cremoso, compota ou manteiga de amendoim.

Espalhe geleia ou mel no seu pão ou biscoitos.

Misture a compota com as suas saladas de fruta e adicione-a como cobertura em gelados ou bolos.

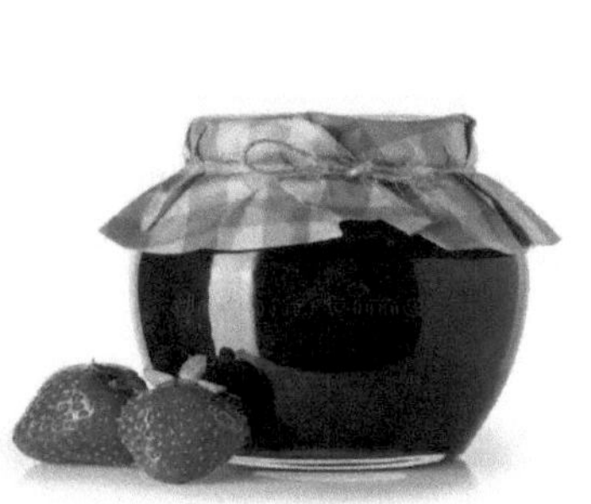

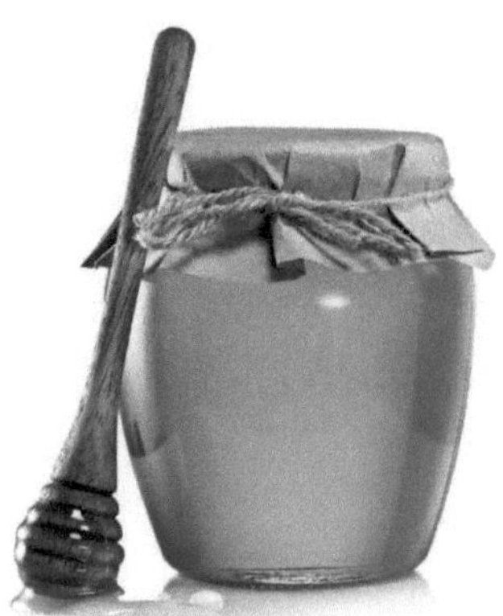

Mergulhe as suas tortilhas em guacamole ou num molho de natas picante.

Utilize molhos com elevado teor calórico em saladas, batatas e legumes (feijão verde e espargos, por exemplo).

Adicione molho azedo, leite de coco ou natas pesadas ou semi-pesadas às receitas de de batata, bolos e biscoitos. Pode também adicioná-lo de panquecas, molhos, sopas e guisados.

Cubra as batatas cozinhadas com queijo ou natas azedas.

Adicione natas batidas a bolos, waffles, tostas francesas, fruta, pudins e chocolate quente.

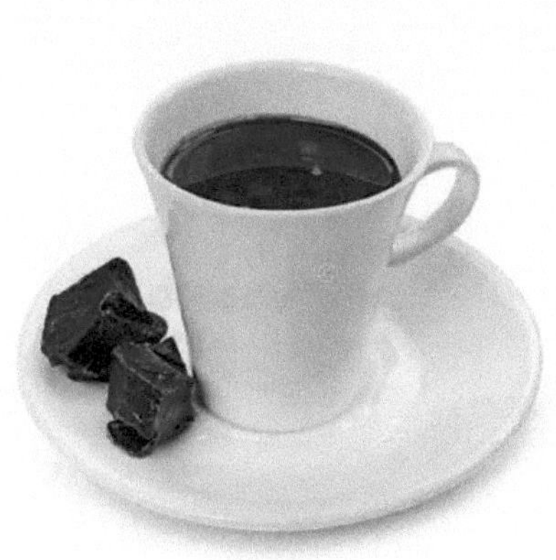

Antes de comer, tempere os legumes e as massas com molhos à base de natas.

ou um fio .

Adicione maionese, vinagrete cremoso ou aioli aos seus pratos.

saladas, sandes e legumes.

Coloque o muesli em iogurtes, em gelados ou em fruta. Também pode ser utilizado em massas de biscoitos, muffins e pão.

Cubra o seu gelado ou cupcakes com leite . Para mais calorias e sabor, combine o leite condensado com manteiga de amendoim.

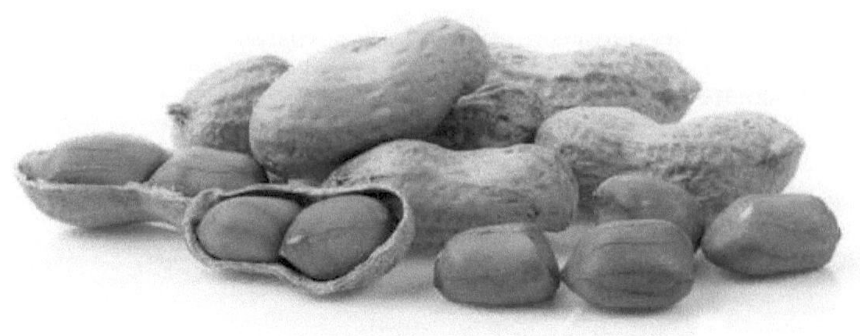

Adicione croutons às suas saladas.

Acompanhe as suas refeições com

recheios ou guarnições.

Beba batidos caseiros. Experimente a receita de batido na secção "Receitas". Também pode beber bebidas com elevado teor calórico e proteico (por exemplo, Carnation® Breakfast Essentials ou Ensure®). Encontrará uma lista de suplementos alimentares disponíveis no mercado na secção seguinte.

Adicione o abacate a batidos, sopas, saladas, omeletas e outros pratos.

para barrar em tostas.

Adicione maionese ou natas azedas às suas saladas (saladas de peixe, saladas de carne, etc.).

atum ou ovos, por) ou as suas sandes.

Voltar ao início

Suplementos

alimentares

Se não sabe como fazer os seus próprios batidos, há uma série de suplementos alimentares disponíveis no mercado. Apresentam-se sob a forma de bebidas , com elevado teor calórico, às quais foram adicionadas vitaminas e minerais. Também estão disponíveis em pó para misturar com outros alimentos ou dissolver em bebidas. A maioria também não contém lactose, o que significa que pode mesmo que seja intolerante à lactose (se dificuldade em digerir produtos lácteos).

Depois de abertas, as bebidas preparadas devem ser sempre mantidas no frigorífico. Faça o mesmo com os pós depois de os misturar com líquidos.

Bebidas sem graça e sem sabor

Estas bebidas são úteis para quem gosta de um sabor moderadamente doce. Podem ser utilizadas como base para batidos ligeiramente doces. Estas bebidas são :

- Sem lactose
- Sem glúten
- Kascher

Suplemento alimentar (fabricante) Valor nutricional

Osmolite® 1 Cal (Abbott)

Por dose de 240 ml :
250 calorias

10,5 gramas de

proteína Isosource®

HN (Nestlé)

Por dose de 240 ml :

300 calorias

13,5 gramas de

proteína Glytrol®

sem sabor (Nestlé)

Por dose de 240 ml :

250 calorias

11,3 gramas de

proteína Bebidas

aromatizadas

açucaradas

Estas bebidas estão disponíveis em vários sabores: baunilha, chocolate, morango e outros sabores, consoante a marca. Estas bebidas são :

- Sem lactose
- Sem glúten
- Kascher [8]

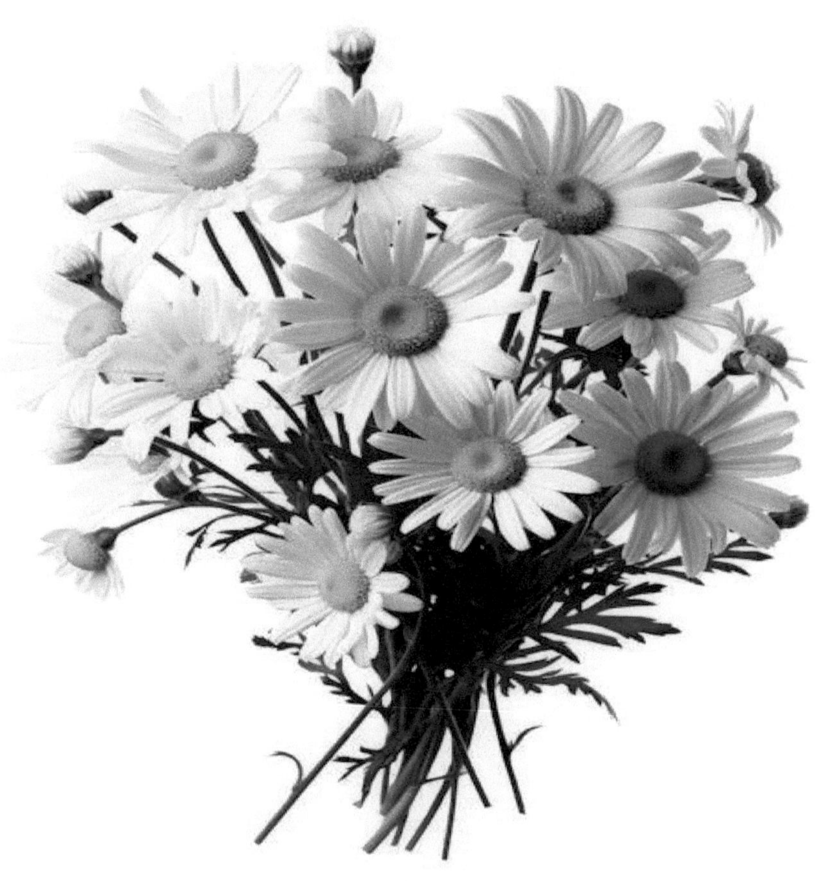

EM ALÁ ACREDITAMOS

1- https://www.elsan.care/fr/pathologie-et-traitement/maladies-cálculos urinários/renais [1]

2- https://www.msdmanuals.com/en/accueil/les-faits-en-bref-troubles- r%C3%A9naux-et-des-voies-urinaires/calculs-dans-les-voies- urinaires/calculs-dans-les-voies-urinaires-calculs-r%C3%A9naux#:~:text=Un%20calcul%20r%C3%A9nal%20est%20u n%20p etit%20cristal%20dur,reins%20et%20se%20d%C3%A9placent%20 dans%2 0les%20voies%20urinaires. [2]

3- https://www.msdmanuals.com/fr/professional/troubles-g%C3%A9nito- urinaria/l%C3%A9sion-r%C3%A9nale-acute%C3%AB/l%C3%A9sion- r%C3%A9nale-acute%C3%AB-insuficiencia-r%C3%A9nale-acute%C3%AB[3]

4- https://www.ameli.fr/assure/sante/themes/maladie-renale-chronique[4]

5- https://genialsante.com/maladie-renale-en-phase-terminale-causes-sintomas-e-prevenção/ [5]

6- https://www.elsan.care/fr/pathologie-et-traitement/cancers/cancer-du-rim-definição-sintomas-tratamentos [6]

7- https://www.lanutrition.fr/quels-sont-les-aliments-bons-pour-les- rins[7]

8- https://www.mskcc.org/fr/cancer-care/patient-education/eating-well-durante-o-tratamento#secção-3 [8]

Printed by Books on Demand GmbH, Norderstedt / Germany

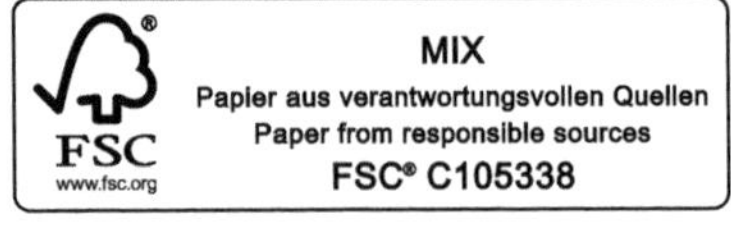

Printed by Books on Demand GmbH, Norderstedt / Germany